AF465693

RAPPORT

PRÉSENTÉ

AU CONSEIL D'ADMINISTRATION

De la Compagnie des Eaux minérales

DE ROYAT

PAR

LE Dr G.-E. FREDET

Médecin consultant à cette Station.

CLERMONT-FERRAND

TYPOGRAPHIE ET LITHOGRAPHIE MONT-LOUIS

Rue Barbançon, 2

1878

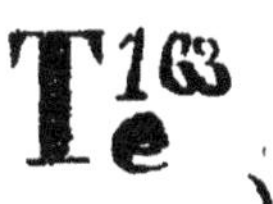

RAPPORT

PRÉSENTÉ

AU CONSEIL D'ADMINISTRATION

De la Compagnie des Eaux minérales

DE ROYAT

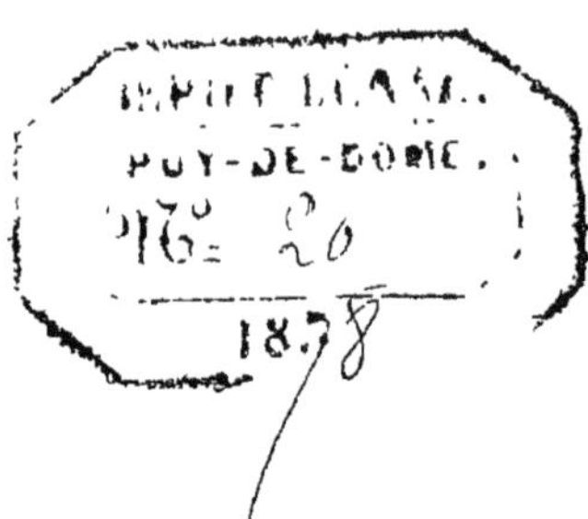

PAR

LE Dr G.-E. FREDET

Médecin consultant à cette Station.

CLERMONT-FERRAND

TYPOGRAPHIE ET LITHOGRAPHIE MONT-LOUIS

Rue Barbançon, 2

1878

RAPPORT

PRÉSENTÉ

Au Conseil d'administration de la Compagnie des Eaux minérales

DE ROYAT

Dans le courant d'octobre dernier, nous fûmes invité par le Conseil d'administration de la Compagnie des Eaux de Royat, à visiter quelques stations thermales et hydrothérapiques de la France et de l'Étranger, d'examiner avec soin leur aménagement tant intérieur qu'extérieur, les différents appareils servant au traitement des malades, les divers moyens employés à attirer et à retenir les touristes et les baigneurs ; enfin, de rédiger un rapport où seraient consignées nos remarques et observations ainsi que notre opinion personnelle sur les améliorations, agrandissements, installations nouvelles que nous croirions nécessaires au développement et à la prospérité de Royat.

C'est de cette tâche dont nous venons nous acquitter aujourd'hui en priant le Conseil d'accorder quelque indulgence à une rédaction un peu précipitée, et qui se ressent de la hâte que nous avons mise à lui transmettre nos impressions.

Avant notre départ, nous eûmes l'honneur de proposer deux itinéraires à l'Administration ; le premier consistait à visiter les principales stations du Dauphiné, de la Savoie, de l'Allemagne, de la Belgique ; le deuxième les stations pyrénéennes.

Nous avons dû nous contenter de mettre à exécution le premier projet, réservant le second itinéraire pour l'avenir si toutefois le Conseil le juge convenable.

Voici donc en quelques lignes et par ordre chronologique les diverses stations que nous avons visitées.

Dans le Dauphiné : Uriage et Allevard.

En Savoie : Aix, Marlioz, Evian.

En Suisse : l'établissement hydrothérapique de Champel-sur-Arve, près Genève.

En France : Divonne.

En Allemagne : Baden-Baden, Wiesbaden, Ems, Aix-la-Chapelle.

En Belgique : Spa.

Dans l'exposé de ce rapport nous ne changerons rien à l'ordre chronologique ainsi établi, étudiant pour chaque station, son aspect général, ses eaux, leur distribution, leur température, l'installation de leurs appareils, la comparaison qu'on peut en faire avec Royat, réservant pour la dernière partie une sorte de résumé où nous indiquerons ce qu'il y a à emprunter d'une manière définitive à ces diverses stations pour faire des thermes de Royat, des thermes modèles.

***

URIAGE.

L'établissement thermal d'Uriage, dans le Dauphiné, à 12 kilomètres de Grenoble, est déjà ancien, bien distribué, commode pour le service, mais mal éclairé et dépourvu de tout luxe intérieur.

L'établissement contient 150 baignoires en zinc ou en tôle vernissée ; l'eau y arrive par des robinets à la partie supérieure. Dans chaque cabinet de bain et en avant de la baignoire descend un tuyau de caoutchouc conduisant de l'eau minérale de température variable à l'extrémité duquel peut se visser un ajutage servant à doucher spécialement la face, en faisant reposer le tube sur une sorte de planchette, mise en travers de la baignoire.

Les nouveaux cabinets de bains sont précédés d'un cabinet de toilette bien aménagé. Mais ce qui frappe le plus à Uriage est sans contredit l'installation des douches, installation qui fait complètement défaut à Royat. Le cabinet de douches renferme une espèce de lit de camp ou de caisse en bois blanc sur lequel le malade s'étend : Deux tuyaux descendent du plafond, l'un servant de conduit à de l'eau minérale froide, l'autre à de l'eau minérale d'une température de..... indiquée par le médecin et avec une pression de dix mètres.

La douche tombe sur le malade qu'un doucheur ou une doucheuse suivant le sexe, vêtu d'une sorte de cuirasse en flanelle, les jambes nues, masse pendant 15 à 20 minutes environ. A la partie inférieure du lit de camp, là où l'eau se précipite par l'effet de la pesanteur, existent deux orifices dont on enlève le bouchon quand c'est de l'eau froide, et que l'on tient bouchés au contraire lorsque l'on se sert de l'eau chaude qui baigne alors les jambes du patient.

A droite et à gauche de la salle de douches existe un cabinet ou vestiaire où se déshabille le malade, de telle sorte qu'il n'y a pas de temps perdu, car pendant qu'un malade reçoit sa douche, un autre se déshabille dans le cabinet voisin et vient se mettre entre les mains du doucheur au moment où le malade qui l'a précédé quitte la salle de douches pour passer dans le vestiaire qui lui est affecté.

Dans chaque vestiaire on aperçoit une sorte d'appareil ou de calorifère en tôle dans lequel on fait arriver de la vapeur d'eau pour maintenir dans la salle une température moyenne de + 18 à 20° centigrades.

La salle de douche communique en outre avec le vestiaire par une sorte de trappe en bois, ressemblant à une chatonnière dans laquelle sont percés plusieurs trous circulaires pour laisser passer les membres supérieurs ou inférieurs, quand la douche doit porter principalement sur l'un ou l'autre de ces membres.

Entourés de couvertures de laine chaudes, les malades sont de là transportés dans leur lit sur une chaise ou un fauteuil entouré de rideaux.

Ces salles de douches dont les parois sont faites de faïence peinte et décorée sont installées d'une manière confortable, presque luxueuse.

On remarque encore à Uriage des salles destinées spécialement aux bains de siége et aux douches ascendantes.

Outre la douche ascendante ordinaire, existe une douche ascendante en pomme d'arrosoir, employée spécialement contre certaines affections de la marge de l'anus, l'eczéma par exemple. Le malade pour les recevoir s'assied sur un siége de latrine en chêne ciré parfaitement tenu.

Buvette. — La buvette est installée dans une sorte de galerie vitrée qui sert de promenoir, elle consiste en une petite fontaine à deux becs ; l'abonnement de la buvette est de 6 fr. pour la saison.

Pulvérisation. — La pulvérisation s'y fait mieux qu'à Royat, les appareils sont fixés sur des tablettes de marbre et consistent en un pied métallique vertical dans la plus grande partie de sa hauteur et creux dans toute son étendue. A son sommet coudé est percé un petit orifice circulaire par où sort l'eau minérale à une température de..... qui y est refoulée par un jeu de pompe à roue qui va être remplacé par un appareil à vapeur. Ce jet est projeté sur un disque de platine muni d'un manchon également en platine ; disque et manchon sont mobiles en tous les sens, implantés sur une boule métallique qui peut jouer à volonté dans une gaîne qui supporte un montant de marbre. (Voir fig. 1.)

Inhalation. — La salle d'inhalation d'Uriage laisse beaucoup à désirer. Nous n'avons à lui emprunter que le jet d'eau minérale se brisant contre une calotte métallique pour laisser échapper dans la salle le gaz que contient l'eau minérale.

L'hydrothérapie y est rudimentaire, nous n'en parlerons pas.

Autour de l'établissement existe un Casino avec salle de concert et de théâtre. Le fermier de cet établissement est astreint à donner de la musique dans le parc et dans ses salles tous les jours. Il y a deux bals par semaine.

Plusieurs hôtels très-convenables, maisons meublées avec le tarif de chaque appartement affiché dans le vestibule, sont dans le voisinage de l'établissement thermal. (Etablissement, hôtels, Casino, sont éclairés au gaz.)

L'administration a fait dessiner un parc très-vaste où l'on y admire de belles pelouses, des bosquets admirablement encadrés par le versant occidental des Alpes. Dans le parc, l'administration a fait construire plusieurs chalets de bon goût qu'elle loue chaque année aux baigneurs. Ceux-ci ont encore la facilité de trouver dans le voisinage de leur chalet des écuries bien aérées où moyennant un prix fixé par la compagnie ils peuvent pendant la saison loger leurs chevaux et voitures.

Dans ce même parc, a été construite une laiterie, où matin et soir à des heures indiquées, les personnes qui désirent boire du lait bourru sont toujours sûres d'en trouver.

Les eaux d'Uriage ne sont pas de même nature que

celles de Royat, elles sont sulfureuses de T + 17° centigrades, peu abondantes. Mais les propriétaires de ces thermes ont su bien aménager leur établissement, l'entourer d'hôtels et de belles promenades, car il faut l'avouer, à Uriage la nature s'"est montrée prodigue de ses trésors.

***

ALLEVARD.

La station thermale d'Allevard est située dans une belle vallée parallèle à celle du Graisivaudan. Son aspect est moins gracieux que celui d'Uriage. C'est une station un peu délaissée depuis quelques années et ses habitants se plaignent amèrement du tort considérable que lui a fait Royat.

Je ne dirai rien de l'établissement thermal qui date de 1830 et où comme à Uriage, les baignoires sont en zinc et contenues dans des cabinets dépourvus de lumière et d'élégance.

Les douches y sont administrées avec les mêmes appareils qu'à Uriage ; nous n'y reviendrons pas. La buvette est installée dans une galerie vitrée servant de promenoir, et le prix de la buvette avec du lait à la volonté des buveurs est de 14 fr. pour une saison.

L'eau minérale d'Allevard est sulfureuse, peu abondante et d'une température de + 16° centigrades.

Ce que nous avons vu de plus remarquable à Allevard consiste en ses salles d'inhalation froide qui sont au nombre de 7. Ces salles sont assez bien aménagées et décorées. Il en est qui sont spécialement consacrées aux ecclésiastiques et religieux et aux familles qui désirent ne pas se trouver en contact avec des étrangers.

Dans les salles d'inhalation où l'on respire les gaz de

l'eau minérale, on remarque des appareils servant à cette opération qui consistent en plateaux circulaires en zinc de dimensions inégales, supportés par une colonne centrale dont l'extrémité supérieure est percée de trous capillaires d'où s'échappent des jets d'eau minérale qui vont se briser contre une calotte métallique et qui retombent sur le plateau supérieur, et de là successivement dans les deux autres. (Voir figure 2.)

Pulvérisation. — La pulvérisation s'y fait au moyen d'un tube en verre effilé plongeant par une de ses extrémités dans un verre rempli d'eau minérale. Un autre tube perpendiculaire à celui-ci donne passage à de la vapeur d'eau qui entraîne d'une façon mécanique et en faisant le vide l'eau du verre dans le tube effilé, la divise et la projette en poussière impalpable. (Appareil Siegler.)

Ce système est inférieur à celui d'Uriage et est préférable à celui de Royat par la régularité parfaite avec laquelle l'eau est projetée.

Il existe aussi à Allevard une salle spéciale contenant un grand nombre de petits cabinets servant à donner des bains de pieds.

L'on ne voit pas encore de Casino à Allevard, mais on va prochainement en créer un ; on y remarque des hôtels assez bien installés autour de l'établissement et dont le prix moyen est de 12 fr. par jour.

AIX-LES-BAINS.

Les sources minérales d'Aix, sulfureuses, d'une thermalité élevée (de + 50 à 55° centigrades), sont excessivement abondantes et suffisent à tous les besoins du service. Elles sont conduites à l'établissement par une galerie souterraine, dont la création fait le plus grand honneur à l'ingénieur en chef des mines, M. François.

Elles y sont distribuées avec profusion dans les cabinets de bains, douches et piscines.

Les cabinets de bains sont bien éclairés et renferment une baignoire en zinc, posée à plat sur le sol des cabinets ; les baignoires peuvent être alimentées par trois robinets ; l'un conduisant de l'eau froide, les deux autres de l'eau de *soufre* et de l'*eau d'alun*, suivant l'expression adoptée par les employés de l'établissement.

Mais l'installation la plus remarquable des thermes d'Aix est celle des douches d'eau minérale, de vapeurs et des piscines. Les salles de douche sont vastes, mais assez mal éclairées, contiennent divers appareils de douches en pluie, en jet, en cercle, etc. Le sol est couvert d'un *plancher à claire-voie*, à travers les ouvertures duquel l'eau peut s'échapper.

Le malade est assis sur une chaise de bois pour se faire doucher, et, pendant que l'eau minérale vient le frapper, un doucheur masse ses membres et articulations.

Les cabinets de douches d'Aix sont plus complets que ceux d'Uriage, au point de vue du nombre des appareils ; mais à Uriage, le baigneur couché sur cette sorte de lit de camp dont nous avons parlé plus haut, est dans une position moins fatigante pour lui et pour l'employé chargé du massage.

De chaque côté de la salle de douches, sont des vestiaires remplissant le même rôle que ceux d'Uriage et permettant, par leur disposition, la succession rapide des nombreux malades qui veulent se faire doucher.

De la douche, les malades, entourés de couvertures de laine chaudes, sont transportés à domicile sur une chaise entourée de rideaux.

Piscines. — La piscines d'Aix, au nombre de quatre, méritent d'être citées. Elles sont ou ovales ou rectangulaires, terminées à un bout par un plein-ceintre, elles sont vastes et parfaitement tenues, construites en faïence blanche avec une banquette en faïence servant de siége aux baigneurs, et courant tout autour de leur circonférence. Ces piscines sont remplies et alimentées par une eau des plus limpides, d'une couleur vert-bleuâtre, et éclairées par le haut par des ouvertures que ferme du verre dépoli.

Douches de vapeur. — L'établissement d'Aix renferme une série de cabinets de douches de vapeur dans lesquels on trouve divers appareils servant à doucher spécialement soit la jambe, le genou, le pied, l'épaule, le coude ou la main. Il en existe même pour humer la vapeur d'eau minérale, qui se dégage naturellement de l'eau présentant une température élevée.

La station d'Aix jouit d'une réputation européenne et méritée, au point de vue du traitement des affections rhumatismales. Quatorze à quinze mille malades viennent s'y traiter chaque année.

Mais à côté de l'établissement sérieux d'Aix-les-Bains, viennent se grouper divers établissements servant à la distraction des baigneurs. Plaçons en première ligne un Casino modèle, qui renferme tout ce que l'homme du monde le plus exigeant peut réclamer pour occuper ses loisirs : salle de bal, de jeu, de concert, de théâtre, de conversation, restaurant, tout s'y trouve.

L'établissement thermal et le Casino sont entourés d'un parc très-vaste, dessiné à l'anglaise.

Les hôtels d'Aix sont luxueusement aménagés, et, moyennant un prix relativement modéré, offrent le gîte et le couvert aux malades et aux touristes.

***

MARLIOZ.

Marlioz fait en quelque sorte partie d'Aix, dont il est séparé par une belle allée de platanes.

Un petit établissement très-coquet, caché dans un véritable nid de verdure et appartenant à des particuliers, contient quelques baignoires semblables à celles d'Aix et des salles d'inhalation froide, analogues à celle d'Allevard. L'eau minérale, qui est à + 16° centigrades, a besoin d'être chauffée pour pouvoir être administrée en bains.

Mais ce qui nous a frappé le plus à Marlioz est l'appareil servant à la pulvérisation. Cet appareil (appareil Siegler) consiste dans un tube coudé fixé à la paroi de la salle, et conduisant de la vapeur ; ce tube vient presque toucher perpendiculairement l'extrémité effilée d'un tube de verre coudé, puis vertical, surmonté à sa partie moyenne d'une sorte de cuvette en verre, dans laquelle plonge un troisième tube de verre donnant passage à de l'eau minérale froide. Dans ces conditions, lorsqu'on lâche la vapeur du tube A (voir figure 3), cette vapeur entraîne en se dégageant l'eau minérale froide contenue dans le tube B, et la projette en la pulvérisant et en élevant sa température par son mélange avec elle, sur la gorge ou la face du malade assis au-devant de l'appareil. Le malade repose ses coudes pendant cette opération sur une tablette de marbre isolée, et protége ses vêtements par une sorte de tablier en caoutchouc, fixé par un de ses côtés au bord même de la table, et libre à l'extrémité opposée où l'on remarque une échancrure dont les bords sont munis de liens pour mieux s'adapter autour du col du baigneur.

Cet appareil a une grande analogie avec l'appareil à pulvérisation d'Allevard, et est mieux perfectionné ; il porte le nom d'appareil de Siegler, modifié par Bénévolo, mécanicien, passage de l'Hôtel-Dieu, à Lyon. (L'appareil à pulvérisation d'Aix a été construit par Aubry, 140, rue Saint-Jacques, à Paris.)

***

CHAMPEL-SUR-ARVE.

L'établissement de Champel, alimenté par les eaux de l'Arve très-abondantes et très-froides, renferme tous les appareils employés par la science moderne dans le traitement par l'eau froide, douches en pluie, en jet, en colonne, soit sous forme de douche tout à fait froide, soit comme douche écossaise.

Toutes ces douches sont mobiles. On y emploie aussi, suivant les indications, les douches en cercle et les douches latérales, le col de cygne, la douche en lame. Sauf pour la douche froide à haute pression, on peut à volonté varier la température de toutes les douches, et rapidement parcourir l'échelle thermométrique.

Toutes les douches sont dirigées d'une tribune située au fond de la salle, ce qui est très-commode pour le malade et pour le doucheur.

Le sol des salles de douches est recouvert d'un *plancher à claire-voie*. La grande salle de douches ouvre sur la piscine, grand bain d'eau froide où l'eau se renouvelle constamment.

Cet établissement contient en outre des bains de vapeur divisés en bain russe, bain turc, bain de vapeur partiel, douche de vapeur, salle d'électrisation, d'inhalation, de pulvérisations médicamenteuses.

Les appareils de pulvérisation sont copiés sur ceux de Sales-Giron, Mathieu, Bergson, perfectionnés par le professeur Lewin. Tous ces appareils proviennent des ateliers de M. Henny, industriel bien connu à Genève et qui a déjà installé plusieurs établissements hydrothérapiques.

On remarque aussi à Champel une salle de gymnastique très-bien outillée. Une salle du même genre devrait à notre avis être construite à Royat dans le nouvel établissement hydrothérapique que la Compagnie se propose d'élever. On retrouve à Champel les masseurs et doucheurs expérimentés que nous avons vus dans les établissements précédents et qui font complètement défaut à Royat. — Nous ne saurions trop engager la Compagnie à prendre modèle sur les divers appareils de cet établissement, quand elle élèvera le sien.

Nous joignons à cette partie de notre rapport un prospectus que nous avons rapporté de Champel-sur-Arve.

***

DIVONNE.

L'établissement hydrothérapique de Divonne, d'une création antérieure au précédent, renferme également les divers moyens thérapeutiques, que nous avons énumérés à propos de Champel-sur-Arve. Il a même un avantage considérable sur lui en ce sens que les divers appareils sont alimentés par une eau de source très-abondante de + 6° centigrades. Les honneurs de l'établissement nous ont été faits avec une gracieuseté charmante par MM. Vidart frères et Mme veuve Vidart, leur mère, propriétaires de cette maison modèle.

Nous devons ajouter, pour compléter cette description, que l'établissement de Divonne est éclairé au gaz, provenant d'un gazomètre particulier où l'on distille des résidus de pétrole achetés à Marseille. Ce mode d'éclairage est peu coûteux et fournit une lumière aussi belle que le gaz d'éclairage produit par la distillation de la houille.

EVIAN.

La station d'Evian, située sur le bord du lac de Genève, en face de Lausanne, est remarquable par ses eaux minérales froides, diurétiques, faiblement minéralisées. L'établissement occupe le centre du village d'Evian et se compose de deux bâtiments rectangulaires se faisant face.

Comme dans les précédentes stations thermales, les baignoires sont en zinc et assises sur le sol des cabinets. Un seul point est à noter, c'est que beaucoup de cabinets renferment plusieurs baignoires, ce qui permet à une famille de prendre le bain dans le même cabinet si elle le désire.

L'établissement d'Evian contient aussi plusieurs salles où sont disposés les divers appareils servant au traitement hydrothérapique. L'établissement d'Evian est compris entre deux hôtels à proportions grandioses, d'un modèle à peu près identique.

Celui qui est au-dessus de l'établissement appartient à la Compagnie des eaux d'Evian, celui qui est au-dessous est la propriété d'un particulier.

Ces deux hôtels, installés avec un confort luxueux, ont demandé chacun plus de six cent mille francs pour leur construction.

Le bain à Evian est de 2 francs, la buvette de 8 francs.

BADEN-BADEN.

Baden, dans le grand-duché de Bade, est, de toutes les stations thermales que nous avons visitées, la plus merveilleusement douée par la nature et par l'art. Adossée à la forêt Noire, elle offre aux touristes et aux malades les promenades les plus belles, les excursions les plus variées, des villas construites avec un goût que malheureusement on ne retrouve pas en Auvergne, une hospitalité peut-être un peu coûteuse, mais très-confortable.

Bien que les jeux aient été supprimés depuis la guerre franco-allemande, les étrangers continuent d'y affluer et cette année même, la liste officielle contient quarante mille noms.

A proprement parler, Baden ne nous a pas paru être une station sérieuse, mais plutôt une ville de luxe et de plaisir. Jusqu'à ce jour le traitement thermal s'est fait dans les divers hôtels où l'eau minérale est conduite par des tuyaux souterrains. Dans ces hôtels, le rez-de-chaussée presque tout entier est occupé par une double rangée de cabinets de bains, dont le plafond est peint en bleu de ciel pour donner à l'eau une teinte azurée, et à la peau des gens sur le retour, ce ton mat qui fait prendre l'illusion pour la réalité.

Tout est luxe dans ces cabinets, baignoires de marbre blanc dans lesquelles on descend, et d'où l'on remonte sans fatigue par des escaliers en pente douce ; point de vestiaire précédant les cabinets de bains qui d'ailleurs sont très-vastes, et présentent toutes les commodités désirables.

Les sources de Baden, d'une température de + 51 à 57° centigrades, émergent en haut de la ville dans une maison de bains de modeste apparence, où l'on trouve une buvette, des bains de vapeur, et des lits de repos dans une chambre circulaire et à compartiments séparés. En face de cette maison de bains se termine actuellement un établissement thermal modèle, dont l'Etat fait les frais, mais que nous n'avons pu visiter entièrement, et dont nous avons été expulsé par un concierge brutal, un véritable Allemand. Cet établissement a déjà coûté plus de douze cent mille francs.

Est-il nécessaire d'appeler l'attention du Conseil sur le *Trinkhall* aux belles colonnades, aux fresques si renommées, sur la *Conversation* aux salles si vastes et si bien décorées, sur la promenade du Lichtenthal aux allées ombreuses, où l'on n'entend plus que les échos de la musique prussienne ? Nous ne le pensons pas.

***

WIESBADEN.

Wiesbaden est dans le duché de Nassau, ce qu'est Baden dans le grand-duché de Bade. A Wiesbaden il n'y a pas d'établissement thermal proprement dit. C'est encore dans les hôtels que se trouvent les baignoires servant au traitement des malades.

Nous avons visité un des principaux : l'hôtel de l'Aigle, dont le rez-de-chaussée est occupé par des cabinets un peu moins luxueux que ceux de Baden, et où l'on retrouve les baignoires de marbre de forme ovalaire dans lesquelles on descend par des escaliers. L'eau y arrive par le fond.

Il y a plusieurs sources à Wiesbaden, dont quelques-unes très-abondantes, qui permettent de donner les bains à *eau courante*.

Nous avons remarqué la buvette principale, ou trinkhall, dont l'eau est servie au verre préalablement plongé dans la source. Le trinkhall est installé sous un promenoir couvert, qui part de ce point, en forme de T, d'un kilomètre au moins de longueur.

Ces promenoirs sont cependant moins beaux que ceux d'Ems. Le kurhaus ou casino est splendide : on ne peut le comparer qu'au casino de Vichy, lequel nous paraît inférieur.

Wiesbaden, comme la précédente station, est la résidence d'un duc, et l'on doit comprendre facilement quelle source de prospérité, quelle occasion de fêtes et de distractions entraîne pour ces villes d'eaux le séjour d'une cour amie du luxe et du plaisir. Wiesbaden a vu arriver trente-cinq à quarante mille étrangers cette année, dont beaucoup y prolongent leur séjour pendant l'hiver. Il est vrai de dire que, depuis la guerre, Wiesbaden et Ems n'ont pas compté de Français parmi leurs baigneurs.

***

EMS.

L'heureuse rivale des eaux de Royat mérite des détails plus circonstanciés que les précédentes stations. La visite de ces thermes nous a été facilitée par le directeur même, qui avec une politesse et une urbanité qui n'est pas aussi rare chez les Allemands qu'on veut bien le dire, nous a accompagné dans tous les services.

Sources. — Ems compte plusieurs sources minérales servant de buvettes. L'eau n'y est pas jaillissante comme à Royat et est servie aux malades au moyen de robinets.

Elles sont toutes réunies sous une grande galerie ou trinkhall au sud de laquelle se trouve la fameuse Bubenquelle (ou source des Marmots) ; au-dessus des buvettes existent un premier et un deuxième étage où l'on trouve une vingtaine de baignoires, des appartements pour quelques malades, les employés et dont la galerie nord est occupée pendant une certaine partie de l'été par l'impérial client d'Ems, le roi Guillaume et sa suite. Les cabinets de bain de la Bubenquelle sont décorés en faïence blanche ou ornementée ; les baignoires sont en marbre noir dans lesquelles on descend par des marches ; elles sont de forme ovalaire. Quelques-uns de ces cabinets sont précédés d'un petit salon bien meublé et dont le prix de location est nécessairement plus élevé.

Le bain pris dans ces derniers cabinets est d'un thaler; l'eau courante arrive dans ces baignoires par le fond ; elles sont munies d'appareils à douches vaginales et d'un robinet d'eau froide que le malade peut ouvrir à sa guise.

En face des buvettes se trouve un établissement thermal qui en est séparé par la rivière de la Lahn ; un pont couvert les réunit. Cet établissement est composé de quatre corps de bâtiments en forme de rectangle se coupant à angles droits ; la façade qui regarde la rivière est terminée à ses deux extrémités par un pavillon en saillie. Au centre des bâtiments est une cour rectangulaire servant de jardin.

L'établissement contient cent cinquante baignoires dont la moitié gauche est consacrée aux dames, la moitié droite aux hommes.

Tous les cabinets de bains sont au rez-de-chaussée. Comme à la Bubenquelle, les baignoires sont de marbre avec escaliers, munies de l'appareil à douche ; l'eau y est courante à volonté et arrive par le fond de la baignoïre. Cet établissement n'a pas un aspect grandiose mais il est parfaitement compris et très-bien aménagé.

Le bain ordinaire se paie 2 fr. La buvette est gratuite.

Il n'existe pas de salles d'aspiration à Ems. La salle de pulvérisation est assez mal installée, au-dessus des buvettes, obscure et insuffisante; mais l'appareil qui y est employé mérite qu'on s'y arrête. Il se compose d'une tige rigide ou pied fixé sur une tablette de marbre, dans laquelle peut jouer au moyen d'une vis de pression une autre tige d'un plus petit diamètre qui porte à son sommet un cône tronqué de verre dépoli, muni d'un orifice à chaque extrémité et d'une ouverture plus petite au centre et sur un des côtés; dans l'intérieur de ce cône est un disque métallique de platine sur lequel l'eau minérale vient se briser et de là se projeter en poussière fine sur les parties du corps que présente le malade. L'eau est dirigée sur ce disque de platine par un petit ajutage métallique fixé à la paroi et dont le débit est réglé par un système de pression placé en dehors de la salle; cependant on peut augmenter ou diminuer le débit de l'ajutage au moyen d'une petite roue métallique horizontale placée au-dessus.

Ems ne possède pas d'hydrothérapie.

Embouteillage. — Nous avons vu mettre en bouteilles l'eau minérale d'Ems. On se sert pour cela et pour la plupart des sources, de bouteilles semblables à celles employées à Vichy et dans d'autres stations; mais, pour quelques sources qui comme la Grande Source de Royat laissent beaucoup de dépôt visible lorsqu'on débouche ou remue la bouteille, on emploie pour l'expédier des cruchons en grès.

A Hombourg on se sert du même procédé. Ne pourrait-on pas avec avantage se servir de ce système à Royat pour la Grande Source?

Pour montrer quelle est la prospérité d'Ems, nous n'avons qu'à indiquer le chiffre de 500,000 bouteilles qui ont été vendues cette année, et celui de 14,000 baigneurs qui sont venus s'y traiter en 1876.

Ems est située dans une belle vallée qu'arrose la Lahn, rivière aux eaux profondes et poissonneuses; sur chaque rive s'élèvent des coteaux couverts de bois et de vignes. Une station de chemin de fer la dessert; les bords de la Lahn sont pleins d'arbres touffus au milieu desquels s'allonge un promenoir couvert de 10 mètres de largeur sur 300 mètres de longueur. Ces promenoirs ont coûté 200,000 francs environ; ils relient les deux établissements par un prolongement au-dessus de la rivière.

Non loin du Trinkhall s'élève un Casino moins considérable que ceux de Wiesbaden et de Baden-Baden.

Ems compte au nombre de ses clients habituels, outre l'empereur d'Allemagne, les empereurs d'Autriche et de Russie.

Comme dans toutes les grandes stations thermales allemandes, on y remarque *plusieurs chapelles consacrées aux divers cultes*, catholique, protestant et schismatique russe qui nous ont paru construites avec beaucoup d'élégance et de goût.

Les diverses sources d'Ems sont :

Kesselbrunnen à + 37° R. donne en 24 heures 4000 mètres cubes d'eau.

Kranchen T. + 23, 6° R.

Furstenbrunnen T. + 28.2° R.

Neue-Quelle T. 38° R. donne 53,000 mètres cubes d'eau en 24 heures.

Les eaux d'Ems sont plus agréables à boire que celles de Royat, étant moins chargées de fer.

AIX-LA-CHAPELLE.

Les eaux d'Aix-la-Chapelle sont sulfureuses chaudes. Au centre de la ville s'élève un trinkhall à colonnades où est installée une buvette avec robinets. Là aussi les bains sont dans les hôtels, notamment à l'hôtel de la Rose (Rosenbad) qui possède une source d'eau minérale très-chaude, très-abondante et des cabinets de bains où l'on remarque comme dans les précédentes stations des baignoires de forme ovale avec des marches pour y descendre. Nous avons vu dans cet établissement une machine motrice remplaçant avantageusement la machine à vapeur et qui pourrait être employée à Royat, si l'établissement disposait d'un gazomètre. Le piston de cette machine qui est verticale est mis en mouvement par l'explosion d'un certain volume de gaz d'éclairage qui y occupe une chambre spéciale, laquelle chambre se remplit de nouveau gaz après chaque explosion ; l'explosion se fait d'elle-même par le voisinage d'un bec de gaz allumé à dix ou douze centimètres de l'ouverture extérieure de cette chambre. Cette machine offre cet avantage inappréciable de pouvoir mettre instantanément en mouvement les différents appareils qu'elle est destinée à faire fonctionner ; elle a été construite à Cologne (Deutz) par les fabricants Mathée et Scheibler (Gazmotoren-Fabrik in Deutz-Cœln).

Il existe aussi à Aix-la-Chapelle un établissement thermal tenu par une Française, le Kaiser-Bad, que nous avons visité. Le rez-de-chaussée et le sous-sol dans lequel on descend par un escalier de marbre blanc renferment une cinquantaine de cabinets de bains dont les parois et les baignoires sont en faïence blanche affectant la même forme que précédemment.

Certains cabinets sont précédés d'un petit salon meublé avec goût, et éclairés par le haut au moyen de verres dépolis.

Dans l'établissement même, on trouve des appartements qui sont loués aux baigneurs.

Il y a aussi à Aix-la-Chapelle un Casino bien installé.

***

SPA.

Les eaux de Spa sont ferrugineuses froides T. + 10° centigrades chargées de gaz carbonique, très-agréables au goût. Il existe plusiers sources à Spa connues sous le nom de Pouhons ou Bouillons. La principale connue sous le nom de Pouhon Pierre-le-Grand a une buvette à air libre où l'on puise au verre et qui est la propriété de la ville. Cette buvette est affermée de deux à trois mille francs par an.

L'établissement thermal de Spa est un des plus beaux que nous ayons vu, nous joignons d'ailleurs à notre rapport la photographie et le prospectus de ces magnifiques thermes, dont la construction a coûté plus de deux millions à la ville de Spa.

On y trouve tout le confort désirable, l'installation balnéaire y est complète ; elle comprend les bains de luxe au rez-de-chaussée, précédés d'un très-grand vestibule, sorte de salle des pas perdus, de chaque côté duquel sont aménagées deux salles d'attente très-artistiques destinées, l'une aux dames, l'autre aux hommes ; près de chacune d'elles est un cabinet de consultation pour les médecins. Au-dessous des bains de luxe courent des galeries renfermant des cabinets de bains destinés aux domestiques et aux pauvres. Les baignoires y sont en zinc. Sous les mêmes galeries on trouve des cabinets consacrés aux *bains de boue* et à l'hydrothérapie dont les appareils sont modernes et bien installés, et des piscines où l'eau est constamment renouvelée. La petite ville de Spa est bâtie dans une belle vallée, ses rues offrent la propreté la plus parfaite, et chaque année au printemps, un arrêté du bourgmestre oblige les habitants à badigeonner les façades de leurs maisons.

Le Casino est bâti dans une des principales rues de la ville et tout près de l'établissement. En face de ce dernier, on peut admirer un vaste parc orné de grands arbres et de distance en distance des kiosques où l'on fait de la musique le matin de 8 h. à 10 h. après le déjeuner et le soir.

Spa n'est donc pas au-dessous de la réputation européenne qu'on lui a faite et offre aux touristes et aux malades sérieux, toutes les ressources d'un traitement thermal bien fait, de promenades et de distractions variées.

CONCLUSIONS.

La visite des divers établissements que nous venons d'énumérer, nous oblige à donner à la Compagnie notre appréciation personnelle sur l'état actuel de Royat et sur son avenir. Nous pouvons donc affirmer, sans crainte d'être démenti, que l'Établissement thermal de Royat présente, dans sa petitesse, une installation mieux comprise et plus complète que celle de la plupart des établissements que nous avons visités.

Le service peut s'y faire avec plus de facilité, plus de commodité pour les baigneurs et les gens de service.

Avec les améliorations que la Compagnie se propose de faire, nous sommes convaincu que l'établissement de Royat, complété et agrandi, pourra lutter avec succès avec ses rivaux.

Ce qui nous confirme dans cette opinion, c'est que notre station, au point de vue de l'abondance et de la température de l'eau minérale, est admirablement dotée. La Grande Source notamment suffirait à elle seule pour élever la fortune d'une ville d'eaux. Nulle part, en effet, nous n'avons vu une source aussi abondante, jaillissant avec autant d'impétuosité à fleur de sol, et présentant cette température de + 35°5 centigrades, si rapprochée de la chaleur humaine, eau qu'il n'est pas nécessaire de chauffer ni de refroidir pour la donner en bains.

Sans doute, Aix-les-Bains, Baden, etc., possèdent des sources plus abondantes que Royat, mais on est dans l'obligation d'abaisser leur température pour les administrer en bains. Ailleurs l'eau minérale est à température basse, peu abondante, il faut donc la chauffer et lui faire perdre par cela même ses principales qualités (gaz, électricité), dont la présence a pu faire donner justement au bain à eau courante de Royat, le nom de *bain vivant*, bain d'eau vive.

Les eaux de Royat jouissent d'un autre avantage, c'est d'être chargées de gaz carbonique, avantage qu'il convient d'utiliser et d'exploiter mieux qu'on ne l'a fait jusqu'à ce jour, en l'administrant sous forme de douches de toutes sortes, froides ou chaudes, de gaz pur ou mélangé avec une certaine quantité d'air ou d'eau.

Nous allons successivement passer en revue les différents services, et signaler au Conseil les modifications que nous croyons utiles.

1° *Bains.* — Il serait bon, si l'Administration décide la construction d'un second établissement supplémentaire, de faire des cabinets plus vastes, précédés ou non de vestiaires, avec baignoires pourvues de marches pour y descendre ; quelques-uns de ces cabinets devront offrir un certain luxe. Les baignoires devront être munies de trois robinets ; l'un d'eau minérale à température normale qui, si l'on ne choisit pas le mode d'arrivée de l'eau par le fond, alimentera le bain à eau courante ; les deux autres robinets donneront l'un de l'eau froide, l'autre de l'eau chaude.

Chaque cabinet sera pourvu d'appareils à douche faciale et vaginale, soit en forme de jet, soit en forme de pomme d'arrosoir. Dans quelques établissements nous avons vu dans les cabinets de bains, des sabliers marquant un temps déterminé, trois quarts d'heure, une heure par exemple, avec fractions de temps indiquées, sur lequel le baigneur se renseigne exactement sur la durée du bain qui lui est prescrit. On pourrait en faire autant à Royat. Il est indispensable en outre que le nombre des employés, attachés au service des bains, soit augmenté, et qu'il y ait environ un employé par trois cabinets.

Avons-nous besoin d'ajouter qu'un tableau affiché de chaque côté du vestibule, contenant le nom des baigneurs, l'heure exacte de leur série, le numéro de leur cabinet sera placé sous la surveillance la plus rigoureuse du directeur de l'Établissement thermal, pour éviter des abus que nous avons entendu signaler si souvent par les malades.

La justice la plus scrupuleuse devra présider à la distribution des cabinets et des heures.

Buvettes. — La Compagnie fera bien d'élever le prix de l'abonnement de la buvette et le porter à 5 ou à 10 francs, abonnement qui sera valable pour toutes les sources. La question de couverture des sources peut être discutée. Sans doute, la Grande Source, cachée aux regards, conserverait mieux sa température et son acide carbonique, mais le coup d'œil y perdrait, et le coup d'œil est quelque chose dans une station thermale. Toutefois, si l'Administration se résout, ou est dans l'obligation de couvrir la source Eugénie, qu'elle n'oublie pas de l'abriter sous une cloche de verre transparent, pour que l'on puisse admirer les bouillonnements de cette fontaine qui est, en réalité, le plus beau joyau de sa couronne.

Nous ne dirons rien des dispositions plus ou moins spéciales à donner aux diverses buvettes, il faut consulter pour cela les besoins du service ; mais il est important de ne pas leur continuer plus longtemps cette installation primitive que l'on remarque à César, à Saint-Mart et à Saint-Victor.

A chaque buvette devra être affecté un placard spécial pour le dépôt des différents sirops, lait, eaux minérales étrangères, que les malades ont l'habitude de mélanger avec l'eau de Royat.

Douches. — Le système des douches employé actuellement à Royat est à refaire. Il faut qu'un cabinet de douches présente certaines conditions de grandeur, de variété d'appareils, de pression, de vestiaires, conditions qui n'existent pas à Royat.

Nous engageons le Conseil à prendre modèle sur les salles de douches d'Uriage, salles de douches qui seraient munies des appareils d'Aix, si toutefois l'eau minérale est assez abondante ou les réservoirs suffisants pour les alimenter. Nous voudrions que dans le voisinage de ces cabinets de douches, existent quelques cabinets de bain pour que les malades, à qui sont prescrits le bain et la douche, puissent faire commodément leur traitement.

Une escouade de masseurs et de masseuses devra être attachée à ce service. — Ce genre de traitement inconnu en quelque sorte à Royat jusqu'à ce jour, y attirera les gens atteints de douleurs rhumatismales articulaires ou musculaires, qui avaient dû se contenter jusqu'ici d'une douche à température irrégulière, tantôt brûlante, tantôt froide, que la plupart du temps ils s'administraient eux-mêmes, par suite du manque de doucheurs, douche tombant avec une pression insuffisante dans un cabinet où un homme seul a de la peine à se tourner.

Le genre de douches employé jusqu'à cette année a, par sa mauvaise installation, fait beaucoup de tort à Royat.

Il est urgent de disposer une salle de douches ascendantes, la salle actuelle n'offrant pas les conditions voulues.

A côté des futurs cabinets de douches, les malades pourront trouver, s'ils le désirent, des lits de repos, des couvertures de laine chaudes et des chaises pour le transport à leur hôtel.

Pour ce qui est des douches et bains de vapeur simples ou aromatiques, c'est encore une création à faire. Ce dernier genre de douches trouvera peut-être quelque avantage à être installé dans le voisinage des salles d'aspiration.

Il faudra les disposer de telle sorte qu'un malade puisse se faire doucher soit la main, soit le coude, soit la jambe ou le pied, sans être obligé de recevoir une douche générale. Cette dernière, simple ou aromatique, devra être donnée dans des caisses en bois d'où sortirait la tête du malade.

Quant aux douches de gaz acide carbonique, nous avons déjà indiqué quelles améliorations l'Administration nouvelle devait y apporter. Nous l'engageons vivement à s'en rapporter à notre avis sur ce point, attendu que les divers établissements thermaux que nous avons visités en sont dépourvus *par défaut de gaz carbonique*, et que le Mont-Dore demande actuellement au Conseil général du Puy-de-Dôme de faire les frais d'installation de bains et douches d'acide carbonique, *comme à Royat*, suivant l'expression employée dans la pétition.

Salles d'aspiration. — Il importe, comme nous l'avons déjà représenté à la Compagnie que pour la bonne administration des vapeurs minérales dans ces salles, la vapeur arrive par un tuyau s'ouvrant à la partie supérieure de la salle, comme dans les deux pièces consacrées aux hommes à Royat ; par ce procédé la vapeur est moins gênante pour les malades. En second lieu la température doit pouvoir être réglée d'une manière uniforme (27, 28, 29° centigrades), *mais il faut un générateur spécial pour chaque étage.*

Les siéges en bois ou en paille devront être munis de dossiers, et les fenêtres des salles d'aspiration consacrées aux dames devront être remplacées par des châssis en fer pour qu'elles puissent fermer convenablement et ne pas exposer aux courants d'air les malades qui s'y trouvent et qui s'en plaignaient amèrement l'année dernière.

On pourrait y disposer quelques gradins ou bancs de

bois à claire-voie, pour les persônnes qui recherchent une température plus élevée. L'action des vapeurs minérales sur les muqueuses respiratoires, s'explique par les sels, la vapeur d'eau, les gaz qu'elles contiennent. Leur action sédative sur certaines affections pulmonaires est due principalement à l'acide carbonique.

Dans ces conditions l'Administration fera bien de faire placer au centre ou dans un des coins des salles d'inhalation un jet d'eau minérale venant de la source, qui irait se briser contre une calotte métallique, placée au-dessus et retomberait de là sur une série de plateaux à diamètres inégaux de manière à laisser échapper dans la salle une grande partie de son gaz carbonique. Les vestibules précédant les salles d'aspiration (femmes) devront être plus confortablement meublés et une porte spéciale permettant l'entrée de la salle d'aspiration sans passer par le vestiaire des dames devrait être affectée aux médecins.

Les vestibules des salles d'inhalation pourront comprendre le service *des bains de pied.*

Pulvérisation. — Les appareils de pulvérisation existant actuellement à Royat doivent être modifiés. La Compagnie fera bien de prendre modèle sur ceux d'Uriage, de Marlioz ou d'Ems. Pour notre part nous donnerions le choix à ceux de Marlioz ou d'Allevard qui ont une grande analogie. Ces appareils devront être fixés sur des tablettes séparées, si faire se peut, et la pression ne devra plus être intermittente comme elle l'a été jusqu'à ce jour. Nous engageons le Conseil à faire adapter au bord libre des tablettes supportant les appareils à pulvérisation, une toile caoutchoutée comme nous l'avons signalé pour les appareils de Marlioz. En outre, les gens de service devront être en plus grand nombre pour que ce genre de traitement fonctionne mieux qu'il ne l'a fait jusqu'à ce jour.

Les appareils de pulvérisation devront comprendre les

appareils à pulvérisation de la gorge, de la face et du nez.

Piscines. — Il est de l'intérêt de l'Administration de créer une deuxième piscine et de faire en sorte que non-seulement l'eau minérale soit renouvelée constamment, mais encore que le public la voie se renouveler.

Hydrothérapie. — Nous avons déjà indiqué que la création d'un nouvel établissement hydrothérapique était indispensable. Il pourra être construit en dehors de l'Établissement thermal et renfermer, s'il est possible, une salle de gymnastique.

L'établissement de Champel-sur-Arve, près Genève, peut être cité comme exemple à imiter à Royat.

La visite des diverses stations thermales énumérées dans ce rapport nous ont démontré que notre station de Royat était largement distancée sur ce point. Elle nous a même, il faut le dire, quelque peu découragé.

Partout, sauf pour quelques stations qui périclitent et dont l'astre pâlit, nous avons constaté que les administrations faisaient des efforts inouïs pour procurer aux baigneurs des agréments et des plaisirs variés. N'attendons donc pas que l'engouement qui se produit depuis quelques années en faveur de nos thermes disparaisse, que les haines internationales s'affaiblissent, et efforçons-nous de captiver cette faveur publique si inconstante et qu'il faut chercher à rendre fidèle.

Tout est prêt en Allemagne pour accueillir les transfuges et Ems notre redoutable rivale attend silencieusement leur retour.

Il est donc absolument nécessaire que l'Administration élève un nouveau Casino en rapport avec la prospérité de notre station, qu'elle dispose un parc plus vaste avec promenoir couvert près de la buvette où l'on pourra avec avantage étabir une laiterie;

Qu'elle donne chaque jour de la musique soit dans le:

parc, soit au Casino ; qu'elle se hâte de créer la nouvelle route à l'ouest de l'Établissement, et qu'elle fasse disparaître ces affreuses bicoques qui l'entourent et qui l'étreignent.

Les abords de l'Établissement et la nouvelle route devront être constamment arrosés, car il est impossible actuellement de faire quelques pas ou de descendre à Clermont sans être couvert de poussière ; les plaintes sont constantes et unanimes à ce sujet.

Qu'on nous permette donc de résumer en un mot la nouvelle situation que Royat doit acquérir. Il doit être d'abord, à l'inverse de la plupart des stations allemandes, un établissement sérieux où l'on traite de vrais malades ; en second lieu il devra offrir à ces mêmes malades, aux désœuvrés et aux touristes tous les genres de distractions qui sont aujourd'hui les compagnes inséparables du traitement thermal le plus rigide et le plus consciencieux.

Clermont-Ferrand, le 12 décembre 1876.

Dr E. FREDET.

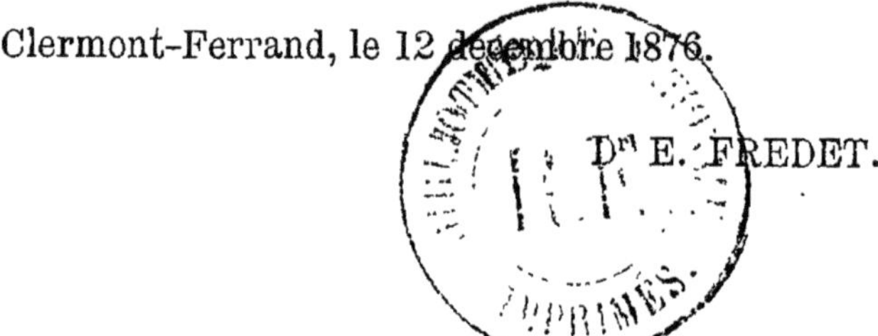

Clermont-Ferrand, typographie Mont-Louis, rue Barbançon, 2.

Fig. 1

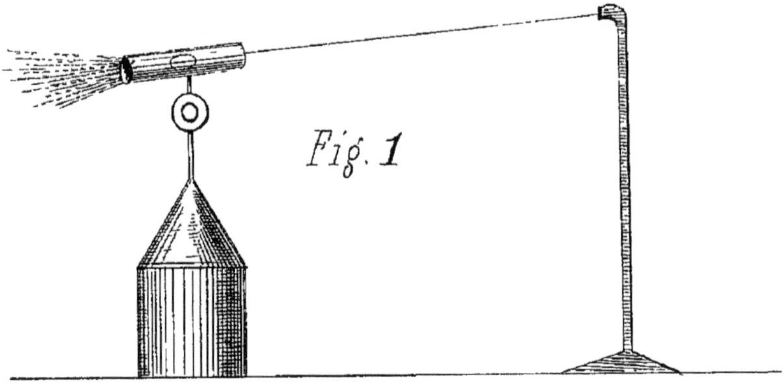

Fig. 2.

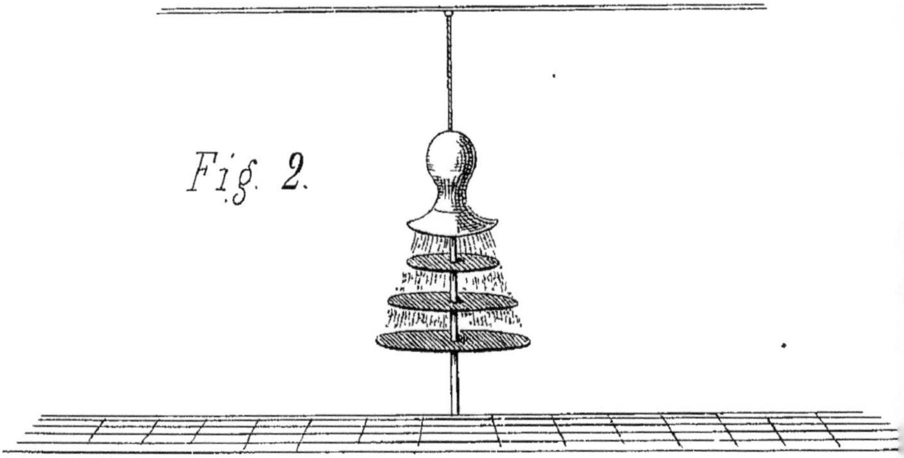

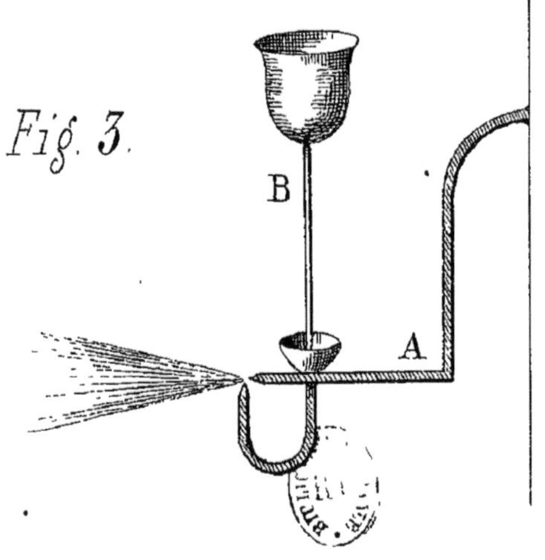

Fig. 3.

LITH MONT-LOUIS, CLERMONT-F

www.ingramcontent.com/pod-product-compliance
Ingram Content Group UK Ltd.
Pitfield, Milton Keynes, MK11 3LW, UK
UKHW012121240726
13965UKWH00005B/1894